AF466539

NOTICE

SUR QUELQUES POINTS RELATIFS

A L'ART DU BANDAGISTE

ET SUR PLUSIEURS

INSTRUMENTS ET APPAREILS NOUVEAUX,

PAR B. POUILLIEN,

BANDAGISTE ET ORTHOPÉDISTE, MEMBRE DE LA SOCIÉTÉ D'ENCOURAGEMENT POUR L'INDUSTRIE NATIONALE, BANDAGISTE DE PLUSIEURS COMMUNAUTÉS RELIGIEUSES, ÉLÈVE DE M. LE DOCTEUR H. JACQUART, PROFESSEUR PARTICULIER D'ANATOMIE ET DE PHYSIOLOGIE,

ORNÉE DE 29 FIGURES GRAVÉES SUR BOIS.

PRIX : 1 FRANC.

PARIS,

CHEZ TOUS LES LIBRAIRES DE MÉDECINE,

ET CHEZ L'AUTEUR, RUE MONTMARTRE, 62.

1855.

Moulins. — Typ. de Martial PLACE.

NOTICE

SUR L'ART DU BANDAGISTE.

MOULINS. — IMPRIMERIE DE MARTIAL PLACE.

NOTICE

SUR QUELQUES POINTS RELATIFS

A L'ART DU BANDAGISTE

ET SUR PLUSIEURS

INSTRUMENTS ET APPAREILS NOUVEAUX,

PAR B. POUILLIEN,

BANDAGISTE ET ORTHOPÉDISTE, MEMBRE DE LA SOCIÉTÉ
D'ENCOURAGEMENT POUR L'INDUSTRIE NATIONALE, BANDAGISTE DE PLUSIEURS
COMMUNAUTÉS RELIGIEUSES, ÉLÈVE DE
M. LE DOCTEUR H. JACQUART, PROFESSEUR PARTICULIER
D'ANATOMIE ET DE PHYSIOLOGIE.

ORNÉE DE 29 FIGURES GRAVÉES SUR BOIS.

PRIX : 1 FRANC.

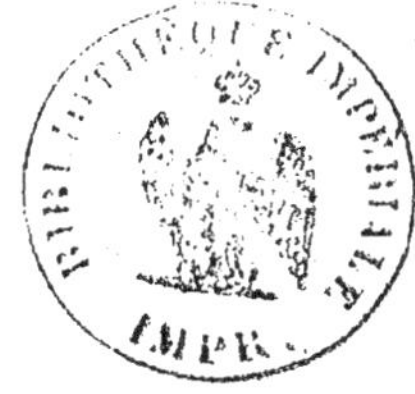

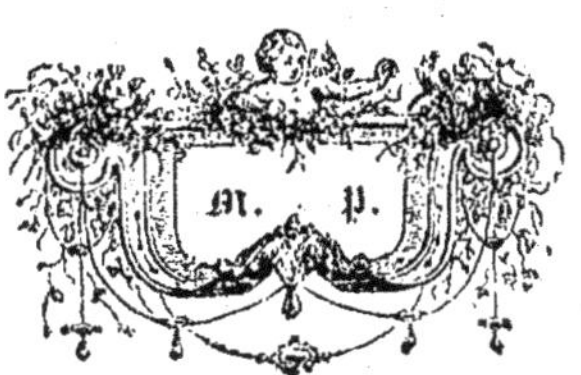

PARIS,

CHEZ TOUS LES LIBRAIRES DE MÉDECINE,

ET CHEZ L'AUTEUR, RUE MONTMARTRE, 62.

1855.

NOTICE

SUR QUELQUES POINTS RELATIFS

A L'ART DU BANDAGISTE

ET SUR QUELQUES

INSTRUMENTS ET APPAREILS NOUVEAUX.

Depuis longues années que j'exerce la profession de bandagiste, j'ai fait de constants efforts pour rendre de plus en plus parfait l'art modeste, mais utile, à la pratique duquel je me suis livré. J'ai cherché, autant que possible, à mettre à profit les leçons de l'expérience et je n'ai négligé aucune occasion de redresser une erreur, d'apporter une modification avantageuse, ou de remplir une indication omise ou négligée jusqu'alors.

Les nombreux et bienveillants avis que se sont plu à me prodiguer les médecins et les chirurgiens les plus distingués de Paris et de la province, avec lesquels je me trouve journellement en rapport, m'ont ouvert une voie nouvelle et m'ont mis à même ou d'imaginer des appareils nouveaux pour remédier à tel ou tel cas particulier, ou d'en améliorer, par suite d'études rationnelles et prolongées, d'autres déjà connus et en usage depuis longtemps, dont il me semblait que la construction laissait quelque chose à désirer au point de vue de la solidité, de la commodité, du poids, etc.

C'est ainsi que j'ai été souvent à même, sur les plaintes des malades, de constater les inconvénients de bandages herniaires, de ceintures hypogastriques et de beaucoup d'autres appareils mal faits, qui, au premier coup d'œil, paraissaient réunir toutes les conditions voulues, mais dans lesquels un examen plus approfondi faisait reconnaître les éléments d'une construction vicieuse; c'est ainsi encore que j'ai pu faire disparaître dans ces instruments des défauts qui en rendaient l'usage insupportable ou extrêmement pénible aux personnes que la nécessité obligeait d'y avoir recours.

Dans bien des cas, ce sont les observations des malades qui m'ont mis sur la voie d'un amendement utile, qu'une méditation attentive m'a conduit à réaliser avec bonheur. Aussi ne saurais-je trop recommander, comme je ne cesse de le faire dans ma pratique, aux personnes qui font usage d'un appareil quel qu'il soit, de bien en étudier sur elles-mêmes tous les effets, même ceux qui paraissent les plus insignifiants, afin de pouvoir en signaler à l'artiste les moindres imperfections dès qu'elles sont parvenues à les reconnaître.

Ces observations, qui ne sont jamais perdues pour un fabricant intelligent et soucieux de sa réputation, m'ont souvent conduit à apporter des modifications essentielles à des appareils dont l'usage est assez répandu, et dont les inconvénients sont tels, dans un grand nombre de cas, que les malades renoncent à leur emploi, préférant la souffrance causée par la maladie à celle que déterminent les moyens contentifs.

Le travail que je publie aujourd'hui, et dont le but est purement scientifique, a pour objet de faire connaître et les vices de construction de plusieurs de ces appareils et les moyens que j'ai imaginés pour y remédier. Je passerai donc en revue dans cette notice, que je soumets à l'indulgence du public médical, les instruments dont j'ai fait une étude spéciale et dans la disposition desquels j'ai l'espérance d'avoir introduit quelques réformes utiles.

CEINTURES.

Il serait peu convenable de blâmer d'une manière générale la construction des ceintures hypogastriques. Elles constituent une invention toute récente, qui date de quelques années à peine, et ne peuvent manquer d'être l'objet de perfectionnements successifs. Déjà elles en ont subi quelques-uns, mais incomplets, à mon avis. Elles ont fixé mon attention d'une manière toute particulière, et les modifications auxquelles je les ai soumises les rendent plus efficaces, quant à leur mode d'action et beaucoup moins incommodes en raison de leur légèreté. Comme toutes les autres, elles sont composées de tissus de fil ou de soie, de caoutchouc, de ressorts et de peau. Leur forme varie suivant les usages auxquels on les destine.

1° *Ceintures pour les déplacements de matrice.*

Cette ceinture est d'une légèreté et d'une commodité telles que nous avons vu plusieurs fois des dames la porter sans qu'aucune infirmité les y contraignît, et seulement comme moyen préventif des accidents, malheureusement si fréquents, que peuvent déterminer des mouvements brusques, et principalement des déplacements utérins résultant des contractions musculaires de la paroi antérieure de l'abdomen.

Fig. 1.

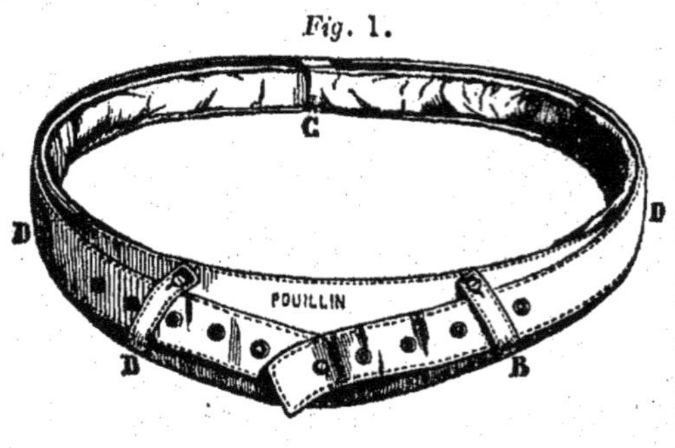

La ceinture, telle que je l'ai modifiée, diffère des ceintures hypogastriques employées jusqu'à ce jour, en ce sens, qu'au lieu d'une pelote médiane, unique, elle en présente deux. (Voy. fig. 1.). Ces deux pelotes, indépendantes l'une de l'autre, pouvant différer de volume suivant les besoins, sont appliquées sur la face postérieure de la ceinture, à l'endroit où elle a son plus grand diamètre vertical, dans la portion qui doit appuyer sur l'hypogastre, et sont séparées l'une de l'autre par un intervalle de quelques centimètres.

Nous trouvons dans cette disposition un double avantage : d'abord, celui de n'exercer sur la ligne blanche qu'une pression toujours très modérée; ensuite, de pouvoir, suivant les indications, graduer la pression, soit qu'on la maintienne égale des deux côtés, soit qu'on l'augmente ou qu'on la diminue à droite ou à gauche.

L'expérience a parlé en faveur de cette modification de la ceinture hypogastrique. M. le docteur Amussat, dont la pratique est si étendue pour ce genre de maladie, s'en sert exclusivement; contentons-nous au surplus de renvoyer pour de plus amples détails à un article publié dans la *Gazette des Hôpitaux* du 3 décembre 1853, et au rapport de M. Monod à la société de chirurgie, *Gazette des Hôpitaux*, 24 et 31 octobre 1854.

2° *Ceinture pour les déplacements du foie et son augmentation de volume.*

La ceinture dont il est ici question, et que j'ai imaginée d'après les avis de plusieurs médecins distingués, a pour but de dissimuler le volume du ventre ou de soutenir le foie, soit déplacé, soit, ce qui arrive le plus souvent, augmenté de volume.

Fig. 2.

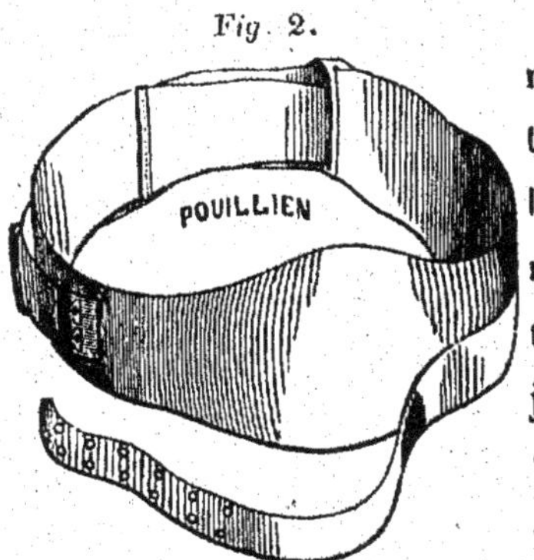

A cette ceinture, entièrement formée d'un tissu de caoutchouc, comme toutes celles qui sortent de mes ateliers, et privées de toute espèce de ressorts métalliques, à cette ceinture, dis-je, je ne conserve pas toujours la même forme. Celle qui se trouve représentée ici sous la figure 2, est la ceinture *type*, qui a été souvent employée avec d'heureux résultats contre l'augmentation du volume du foie; elle consiste en une large bande de tissu élastique un peu plus large du côté droit que du côté gauche et qui se rétrécit vers la partie postérieure. A chacune de ses extrémités s'adapte une patte, également en caoutchouc, de telle sorte qu'après s'être croisées en arrière, les deux pattes reviennent en avant se fixer sur un fermoir à cylindre.

Lorsqu'au lieu d'une simple augmentation, il s'agit d'un déplacement de l'organe, on comprend facilement que la forme de l'appareil est modifiée suivant l'indication fournie par le déplacement.

3° *Ceinture ventrière pour le développement de l'abdomen dans les deux sexes.*

La construction de cette ceinture ne laisse rien à désirer pour la solidité, la légèreté, la souplesse et la commodité. On peut l'appliquer, ou immédiatement sur le ventre, ou sur la chemise. Son but est spécialement de soutenir le ventre dans tous ses points également, et surtout de l'empêcher de faire saillie en avant ou de tomber. Aussitôt après son application, les malades se sentent plus à l'aise; la marche est plus facile; les fonctions digestives s'opèrent incomparablement mieux. En raison de ces avantages, beaucoup de dames s'en servent de préférence à la flanelle dont elles faisaient usage pour se préserver du froid.

Nous ferons remarquer que cette ceinture, en raison des éléments qui la constituent, a l'avantage immense de pouvoir être nettoyée sans éprouver pour cela la moindre altération dans sa forme, son élasticité, etc. (*Voy. fig. 3 et 4*).

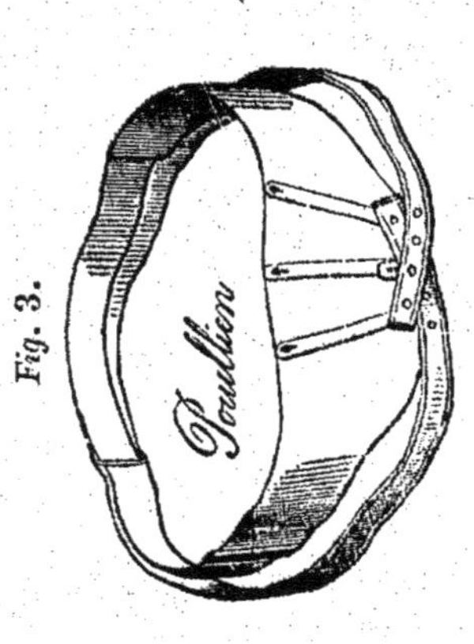

Fig. 3.

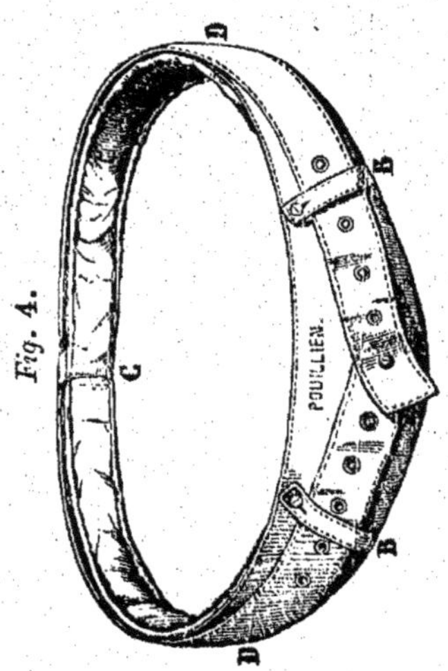

Fig. 4.

4° Ceinture pour monter à cheval.

Cette ceinture ressemble beaucoup à la précédente. Il n'y a guère que les dimensions qui varient suivant le volume du ventre. Elle est disposée de telle manière que l'on peut adapter à volonté à son bord inférieur un suspensoir que le cavalier ajoute ou enlève lui-même suivant le besoin. (*Voy. plus bas fig.* 5).

5° Ceintures pour les femmes enceintes.

La ceinture que nous désignons ainsi n'a pas seulement pour but de rendre moins incommode le poids du ventre chargé du produit de la conception ; elle prévient encore un grand nombre d'accidents inhérents à la grossesse et qui l'accompagnent fréquemment, ou qui sont la suite de couches longues et laborieuses.

Fig. 5.

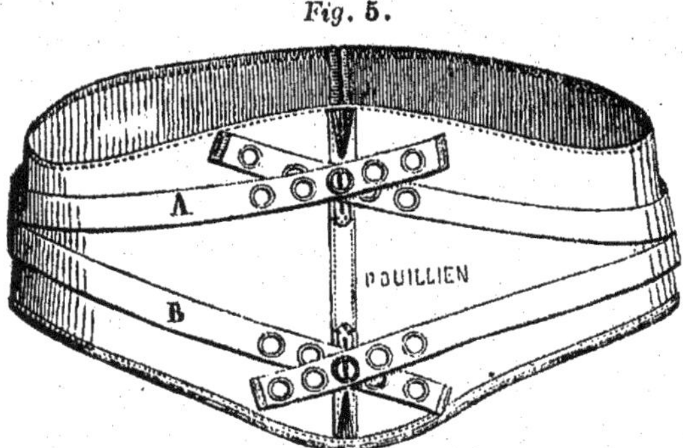

La portion concave qui reçoit le ventre est entièrement tissue de fils de caoutchouc extrêmement fins, circonstance qui donne à l'appareil une grande souplesse, tout en lui permettant de soutenir également le ventre dans tous les points sans exercer sur aucun une compression nuisible. Je dois dire que, après une étude attentive de toutes les ceintures proposées pour le même usage, j'ai reconnu que cet avantage ne se rencontrait dans aucune de celles qui ont été construites jusqu'à ce jour.

Sa forme, des plus simples, comme on peut en juger par le

dessin ci-dessus (fig. 5), fait comprendre la facilité avec laquelle elle se prête aux mouvements de l'abdomen, sur lequel elle se moule exactement, et à son accroissement graduel. Non seulement elle ne cause aucune gêne aux dames enceintes, mais encore elle fait disparaître le sentiment de pesanteur, les tiraillements lombaires et les douleurs qui accompagnent si fréquemment cet état.

Une légère modification, consistant dans la simple addition, au centre de la partie ventrale, d'une pelote à air ou d'un coussin en bolet, permet de l'employer journellement avec avantage dans le traitement des hernies ombilicales et des éventrations, malheureusement si fréquentes chez les femmes qui ont eu un grand nombre d'enfants.

6° *Ceintures à pessaires.*

La construction de cette ceinture est basée sur le même principe que celui qui nous a dirigé lorsqu'il s'est agi de remédier aux déplacements de la matrice. Aussi la disposition en est-elle absolument la même, sauf cette circonstance qu'à sa partie moyenne, en avant, elle porte une coulisse métallique munie d'une vis de pression, destinée à recevoir la portion ascendante d'une tige courbe qui supporte à son autre extrémité un pessaire variable. Quant à la forme et à la substance, cette tige, rigide ou brisée, est susceptible de recevoir toutes les courbures qu'exigent les cas nombreux de la pratique.

Fig. 6.

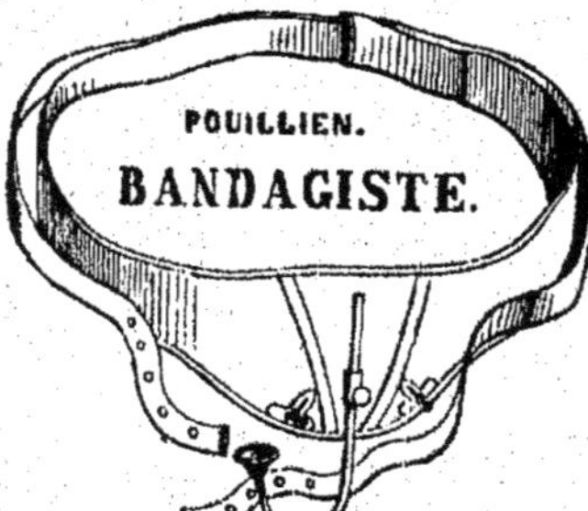

(Voir plus bas, pour les pessaires, les fig. 13 et 14).

Bien que la plupart de ces ceintures soient assez compliquées, et que leur construction exige les soins les plus minutieux, il est cependant très aisé, pour les malades, de les faire exécuter et de se les procurer, quel que soit l'éloignement de leur résidence. Il suffit pour fournir au fabricant les renseignements nécessaires, de mesurer avec un fil, ou mieux encore avec un mètre, la demi-circonférence du bassin, depuis la partie médiane de l'os sacrum ou de la partie postérieure du bassin jusqu'au pubis. On peut également mesurer toute la circonférence du bassin en passant par les mêmes points. Cette mesure essentielle étant donnée, et la destination de la ceinture étant connue, c'est-à-dire l'affection à laquelle on se propose de remédier par son application, on peut l'exécuter aussi complète et aussi commode que si l'on avait le modèle sous les yeux et l'on peut, sur l'indication des médecins ou des malades, ajouter toutes les pièces supplémentaires que nécessite le cas.

BAS ÉLASTIQUES.

Parmi les appareils dont je crois avoir notablement amélioré la fabrication, je ne saurais passer sous silence les bas élastiques, pour les varices ou l'œdème des jambes.

Jusqu'ici, l'on n'avait fait ces bas qu'avec des fils de caoutchouc fort gros, recouverts de fils de coton ; ce tissu n'avait que fort peu ou pas du tout d'élasticité, et, de plus, sa raideur et son épaisseur étaient si considérables qu'ils gênaient la marche et fatiguaient les malades.

J'ai vu beaucoup de personnes et surtout des dames, renoncer à en faire usage à cause du volume énorme qu'ils donnaient aux jambes et aux pieds. J'ai remédié à ce double inconvénient de la pesanteur et du volume, tout en augmentant l'élasticité; je suis arrivé à cet important résultat en me servant de fils de caoutchouc recouverts d'une soie très fine et choisie, et préparés exclusivement pour ce genre de fabrication. Ces fils, aussi solides que les plus gros, sont d'une souplesse extrême et beaucoup moins volumineux que ceux de coton. Ces bas sont couleur de chair, afin que les dames puissent les mettre sous des bas blancs sans que l'on puisse en soupçonner même l'existence.

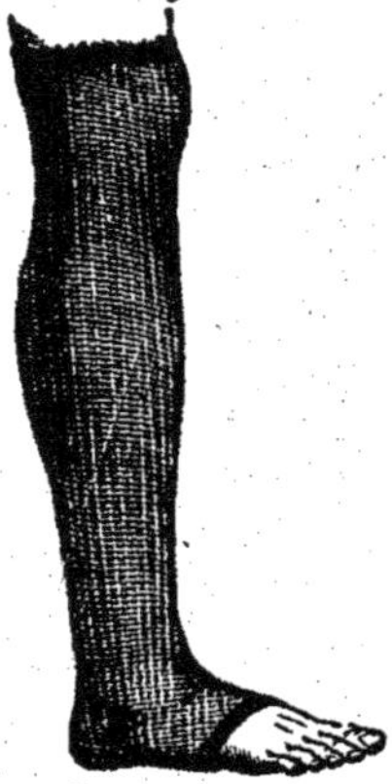

Fig. 7.

Pour les personnes qui, par état, fatiguent beaucoup, il est évidemment nécessaire de se servir de fils plus forts; mais pour être un peu plus volumineux, ils n'en sont pas moins élastiques, et peuvent être lavés sans perdre aucune de leurs propriétés, avantage inappréciable pour les personnes dont la transpiration est excessive.

Pour les malades qui ont des plaies aux membres inférieurs, (ulcères variqueux, etc.), lesquelles exigent deux ou trois pansements par jour, je fabrique des bas composés de plusieurs parties mobiles, de telle sorte qu'il suffit de soulever celle qui correspond à la plaie pour opérer le pansement avec la plus grande facilité. Il est indispensable, pour que ces appareils réunissent toutes les conditions d'efficacité et de commodité, qu'ils soient faits sur mesure.

GENOUILLÈRES.

Ces petits appareils sont faits suivant les mêmes procédés et avec les mêmes éléments que les bas élastiques. On les emploie avec le plus grand succès dans nombre des maladies du genou, et les chirurgiens les plus recommandables leur ont reconnu une supériorité incontestable sur tous les autres moyens de contention, genouillères lacées, bandes de divers tissus, et même celles qui se composent d'une bande de caoutchouc, tous moyens qui sont aujourd'hui abandonnés. Au premier abord, ces dernières paraissaient réunir tous ces avantages, en raison de leur élasticité; mais bientôt l'expérience a démontré leur insuffisance ; en effet, par cela même que l'élasticité est la même dans tous les points, ces genouillères en caoutchouc plein compriment plus les parties saillantes que celles qni sont rentrantes; de plus, elles ont l'immense inconvénient de concentrer sur les parties qu'elles embrassent une chaleur et une humidité constantes, circonstance dont le résultat presque infaillible est de macérer les tissus et de produire des ulcérations.

Les ceintures et les bas dont je viens de parler m'ont paru réunir un assez grand nombre d'avantages pour pouvoir, sans être taxé de témérité, les soumettre au jugement de l'Académie Impériale de Médecine, par l'intermédiaire de Son Excellence Monsieur le Ministre du Commerce. On me permettra de reproduire l'extrait suivant du Rapport lu devant la savante compagnie par M. le docteur Hervez de Chégoin, dans la séance du 25 mars 1851.

RAPPORT

Sur les Ceintures et Bas élastiques, présentés par M. Pouillien, en réponse à la lettre ministérielle du 20 mars 1849, par M. Hervez de Chégoin.

« M. le ministre de l'Agriculture et du Commerce, par sa lettre en » date du 20 mars 1849, ayant consulté l'Académie sur les avan- » tages que pouvaient présenter les ceintures et bas élastiques de » M. Pouillien, fabricant, rue Montmartre, 62, la commission char- » gée de cet examen a fait son rapport dans la séance du 25 mars » 1851, par l'organe de M. Hervez de Chégoin.

» Il résulte de l'examen comparatif auquel s'est livrée cette com- » mission les faits suivants :

» Selon le but qu'on se propose, selon le degré de compression » que l'on croit convenable d'exercer, soit avec les bas de gomme » élastique, soit avec les ceintures, le degré d'élasticité qu'il est » possible de leur donner n'est pas sans quelque importance, et de » la manière d'employer et de tisser le caoutchouc dépend cette sou- » plesse plus ou moins marquée des objets divers auxquels on le fait » servir.

» Ordinairement, on commence par liquéfier la gomme élastique, » puis on la réduit en masses solides et considérables qu'on divise, » par des moyens mécaniques, en fils très fins qui doivent ensuite être » unis à d'autres fils de chanvre, de coton ou de soie, sous la forme de » trames ordinaires, dont ils constituent la partie transversale, con- » duits tout simplement par la navette.

» On comprend sur-le-champ que l'élasticité du caoutchouc doive » être singulièrement entravée par le peu d'extensibilité des fils accessoires avec lesquels il est entrelacé.

» M. Pouillien est parvenu à réduire en fils aussi fins qu'il le désire » la gomme élastique naturelle, sans avoir besoin de la liquéfier, et, » au lieu du tissage ordinaire, il commence par entourer chaque fil de » gomme élastique avec un des fils de coton, de chanvre ou de soie, » qui, multiplié quelquefois jusqu'à trente-deux bouts et disposé en » réseau, au moyen d'un rouet, autour de ce premier fil, lui constitue » une enveloppe entrecroisée beaucoup plus longue que lui, et qui, » par conséquent, peut l'accompagner dans son élasitcité.

» C'est avec ces fils, déjà tissés de cette manière particulière, que » M. Pouillien tisse définitivement des ceintures et des bas dont la » souplesse et la résistance en même temps ont quelque chose de » remarquable.

» M. Pouillien a adapté au coussin, ou tampon rempli d'air, le » robinet qu'on voit sur les coussins élastiques dont on se sert en » voyage. Ceci n'est qu'une simple addition.

» Il en est de même des boutons auxquels viennent se fixer les » extrémités des bandes qui maintiennent la ceinture, et dont la position très basse opère le mouvement de bascule dont nous avons parlé, » et dispense de sous-cuisses. »

(*Bulletin de l'Académie de Médecine* : *tome* XVI n° 13, 15 *avril* 1851, *page* 643 *et suiv.*).

IRRIGATION ASCENDANTE A DOUBLE COURANT.

Les irrigations sont un des moyens les plus précieux, les plus indispensables, pourrions-nous dire, dans le traitement des maladies des organes génitaux chez la femme; mais il s'en faut de beaucoup que les appareils dont on s'est servi jusqu'à ce jour pour les pratiquer remplissent complètement le but que l'on se propose en les mettant en usage. Il n'en est pas un seul qui ne présente quelque inconvénient ou qui ne laisse à désirer sous quelque rapport. L'irrigateur ascendant que j'emploie depuis quelque temps et que j'ai fait fonctionner dernièrement en présence de MM. les professeurs Bouillaud et Jobert, Robert, chirurgien de l'hôpital Beaujon, Amussat, père et fils, me paraît réunir les conditions les plus avantageuses quant à ce qui concerne cette petite opération. En raison de son extrême simplicité, il est appelé à rendre de véritables services aux dames atteintes de pertes blanches ou d'affections du col de la matrice.

Fig. 8.

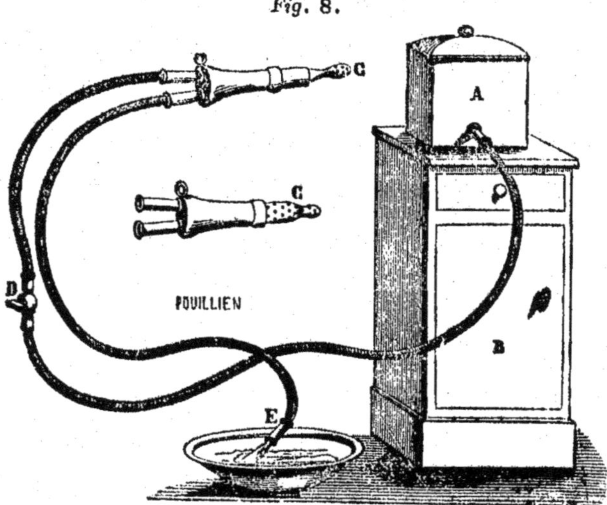

Cet irrigateur se compose d'un récipient A qui sert de réservoir à l'eau, laquelle s'écoule par un tuyau en caoutchouc B, muni au point D d'un robinet, qui, suivant qu'il est ouvert ou fermé, permet ou suspend le cours du liquide. Ce tuyau flexible s'adapte à une double canule en étain dont voici en peu de mots la description.

Cette canule se compose de deux tubes concentriques ; l'un, que nous appelerons le tube interne, est de trois à quatre centimètres plus long que l'externe et se termine par une olive percée en arrosoir d'une douzaine de trous. Le tube externe, qui sert d'enveloppe à l'autre dans les 5|6 de sa longueur, est également percé en arrosoir de trous beaucoup plus nombreux destinés à laisser s'écouler le liquide de l'injection. Ce tube externe se termine par une ouverture destinée à recevoir un second tuyau flexible qui se rend dans un vase qui doit contenir ce liquide.

Pour pratiquer l'injection, on place sur la cuisse le tube conducteur ; on introduit dans le vagin la double canule C, préalablement graissée, et l'on fait passer sous la cuisse le tube de déversement ; puis on ouvre le robinet et l'irrigation se fait sans gêne, sans douleur, sans incommodité pour la malade.

Si les injections sont utiles dans l'état de santé, elles deviennent absolument nécessaires pour peu qu'existe la moindre indisposition, la moindre altération pathologique du côté des organes génitaux de la femme. La comparaison la plus rapide des appareils anciens et de celui que nous proposons et sur l'efficacité duquel l'expérience a prononcé, ne laissera, nous l'espérons, subsister aucun doute à l'esprit.

Les succès obtenus par l'usage des irrigations ascendantes m'ont engagé à chercher le moyen d'en faciliter l'emploi chez des personnes que leur état de maladie empêche de quitter le lit, et cela, sans qu'il en résulte pour elles ni gêne ni inconvénients. On parviendra facilement à administrer ces douches dans la position horizontale, en prenant quelques précautions fort simples. La malade sera couchée sur le dos, le bassin légèrement élevé à l'aide d'un coussin ou d'un oreiller. La canule à double courant étant introduite doucement, mais le plus profondément possible dans le vagin, la malade la maintient en place de la main gauche tandis que, de l'autre, elle fait agir le robinet dont nous avons parlé.

Je saisis avec empressement cette occasion pour témoigner toute ma reconnaissance à M. le Docteur Alphonse Amussat. C'est en observant les excellents conseils qu'il m'a donnés que je suis arrivé à des résultats inattendus. C'est lui qui, le premier, a fait de cet irrigateur la plus heureuse application dans une grave affection du col de l'utérus. (Voir le compte rendu de la Société de médecine pratique, séance du 1er juin 1854. *Gazette des Hôpitaux*, 19 août, et le *Bulletin de l'Académie de Médecine*, séance du 3 avril 1855).

SERINGUES A CATAPLASMES.

Les cataplasmes sont quelquefois employés dans le traitement des maladies du vagin, du col de la matrice, du rectum. On conçoit d'avance toute la difficulté que présente l'application directe de ce genre de topique. On y parvient cependant très aisément au moyen de la seringue dont j'ai modifié le mécanisme, comme on le voit dans la figure ci-jointe.

Fig. 9.

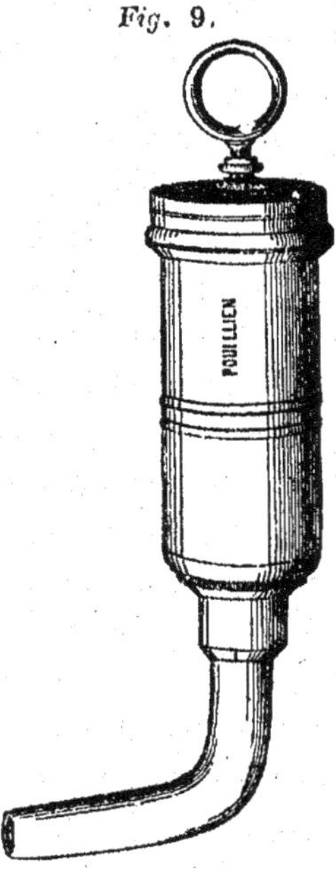

Tous les médecins connaissent les circonstances où l'on emploie les cataplasmes vaginaux, dont l'action est analogue à celle des injections, mais bien plus durable, et dont on doit la première application au professeur Récamier. Je ne rappellerai pas les moyens aussi incommodes que ridicules parfois dont on se servait pour les introduire. Une modification toute simple de la seringue ordinaire, une augmentation du calibre de la canule, laquelle en même temps a été courbée à angle droit sur le corps de l'instrument, m'a permis de suppléer à tous ces procédés bizarres et auxquels répugnaient beaucoup de malades. La seringue est chargée de la substance du cataplasme, farine de riz, fécule, farine de lin même; la malade, couchée sur le dos, fait elle-même l'injection, retire la seringue avec précaution, se garnit, et peut ainsi conserver le cataplasme aussi longtemps que le médecin l'a prescrit. Pour l'ôter, la malade se dégarnit, et une injection d'eau tiède ou d'une décoction émolliente suffit pour entraîner la matière du cataplasme.

Il est des cas où les chirurgiens prescrivent des cataplasmes vaginaux avec la pulpe de racine de guimauve même. On sait comment se préparent ces cataplasmes. On écrase avec le marteau la racine sèche et on la fait longtemps bouillir, jusqu'à ce qu'elle soit réduite en une bouillie à peu près homogène. On introduit cette pulpe dans la seringue et l'on pratique l'injection. Pour rendre cette injection plus facile, j'ai imaginé une seringue à laquelle j'ai donné le nom de *seringue speculum.*

Fig. 10.

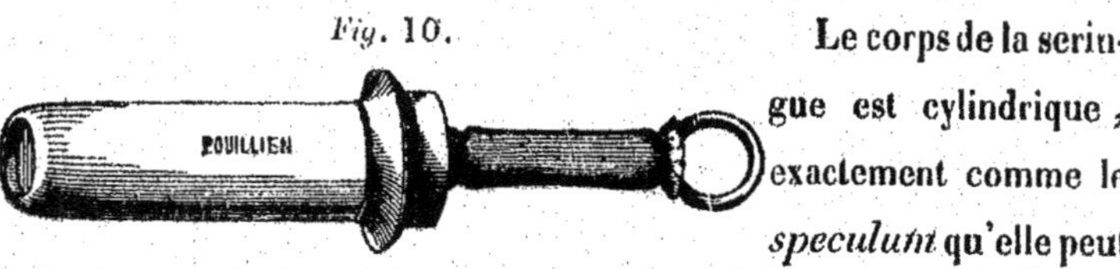

Le corps de la seringue est cylindrique, exactement comme le *speculum* qu'elle peut remplacer dans toutes les circonstances. Pour se servir de l'instrument, on l'emplit de pulpe de racine de guimauve préparée comme nous venons de le dire, on le graisse à l'extérieur et on l'introduit dans le vagin comme un speculum ordinaire. Cela fait, on pousse doucement le piston en même temps que l'on retire avec lenteur vers soi le corps de la seringue; le piston chasse devant lui un cylindre de pulpe qui, au moment où l'opération est terminée et le corps de la seringue retiré, se trouve déposé dans le vagin; pour le conserver ou pour l'enlever, on s'y prend de la même manière que pour les cataplasmes de farine de lin.

J'ai construit quelques unes de ces seringues qui lançaient tout d'un coup le cataplasme dans le vagin au moyen du piston mis en mouvement par un ressort à boudin, ou par une forte bande de caoutchouc. Malgré les avantages qu'elles présentent sous plus d'un rapport, ces seringues n'ont pas réussi parce que l'action de la détente produit chez les malades une sorte de surprise. Je ne puis m'empêcher de regretter leur peu de succès, surtout à cause de la simplicité de leur mécanisme qui consiste en un ressort à boudin ou une lame de caoutchouc vulcanisé fixés d'une part au couvercle, de l'autre au sommet du piston de la seringue. J'ai dû renoncer du reste, à l'emploi du caoutchouc vulcanisé, parce que le soufre qui entre dans sa préparation se combine avec le métal de la seringue, le ternit avant même qu'il ait servit, et l'empêche de pouvoir être utilisé comme speculum.

BOLET OU AGARIC DE CHÊNE.

Le *Bolet* ou *Agaric de chêne* est une substance fongueuse bien connue, qui prend naissance sur les vieux chênes. Il se présente le plus ordinairement sous la forme d'un sabot de cheval. Son tissu est épais, fibreux, très tenace et de couleur roussâtre.

Je fais subir à ce champignon, par des procédé particuliers, quelques préparations dont le but est de le rendre plus propre que celui que l'on rencontre habituellement à arrêter les hémorrhagies des petits vaisseaux, et à servir à différents usages que je me propose de passer en revue. La préparation que je lui fais subir lui conserve toutes les propriétés toniques dont il jouit naturellement, tandis que celui que l'on trouve dans le commerce les a presque complètement perdues et n'est plus véritablement propre qu'à faire de l'amadou.

L'emploi de l'Agaric ou mieux du Bolet du chêne ne remonte pas à une époque bien reculée. Pendant longtemps, il n'a été connu que des habitants de la campagne qui s'en servaient uniquement pour faire de l'amadou; et encore, ne tirait-on cette substance que de l'Allemagne qui nous l'envoyait sous la forme de mèches. Vers le milieu du XVIII siècle, Bronard, chirurgien de la Châtre, petite ville du département de l'Indre, annonça qu'il avait trouvé un moyen d'arrêter les hémorrhagies, même celles qui survenaient après les amputations des membres. Ce moyen, c'était l'Agaric. Le nouveau topique fit grand bruit, et sur un rapport favorable d'une commission nommée par l'Académie des Sciences pour en constater les propriétés, le roi Louis XV accorda une pension annuelle à Bronard qui en jouit jusqu'à sa mort arrivée en 1770.

Dès ce moment, l'Agaric de chêne fut connu de tout le monde. On l'expérimenta en France, en Allemagne, en Angleterre, en Hollande et partout le succès répondit à l'espérance que l'on avait conçue. « Son action, disait Fagon, célèbre médecin du temps, est telle que » non-seulement les artères moyennes, mais encore les plus grosses » se contractent sur elles-mêmes au point de ne pas laisser s'échap- » per le sang, et que l'on peut enlever le caillot qui touche leur extré- » mité, sans courir le risque de produire un écoulement de sang. »

Le moyen était nouveau et fit fortune, mais ses merveilleuses propriétés ne durèrent pas autant que la pension accordée si généreusement à celui qui les avait découvertes. De déplorables catastrophes, des accidents mortels survinrent entre les mains de ceux qui trop confiants, voulaient arrêter avec l'agaric les hémorrhagies des gros vaisseaux, et il tomba promptement dans le plus entier discrédit.

Si, de nos jours, on a dû, et c'est justice, refuser à l'agaric des propriétés hémostatiques qu'il ne possède réellement pas, on a découvert le moyen de l'utiliser d'une autre façon.

Les nouvelles expériences que M. Alphonse Amussat vient de tenter avec l'agaric, préparé d'une manière particulière, le placent au premier rang comme moyen de pansement. Ainsi, par exemple, on a obtenu en chirurgie, des succès très-remarquables de son emploi dans les pansements à l'eau simple ou chargée de substances médicamenteuses diverses, dans le traitement des érysipètes, des brûlures, des ulcères, de la gangrène, du panaris, des inflammations, des plaies simples ou contuses, des hémorrhagies, des affections articulaires, des hernies, des maladies des yeux, des maladies des organes génitaux dans les deux sexes.

Ces beaux résultats prouvent de la manière la plus péremptoire que si l'on avait dû abandonner cette précieuse substance, ce n'était que parce qu'il avait subi de mauvaises préparations ; il est en effet difficile de rencontrer un agent qui se prête mieux aux indications qu'on se propose de remplir dans un grand nombre de circonstances.

Dépouillé des parties corticales qui ont la dureté et la rigidité du bois, le parenchyme du bolet du chêne est souple, plus aisé à travailler que le liége lui-même. On lui donne avec la plus grande facilité la forme que l'on désire et, comme il absorbe avidemment l'eau ou les liquides médicamenteux dans lesquels on le plonge, il devient, si je puis m'exprimer ainsi, un *porte-médicaments* précieux. Un jour, je n'en doute nullement, on retirera de grands avantages de son emploi, puisqu'il peut être appliqué et maintenu sur tous les points de la surface du corps, et souvent même sur la muqueuse de plusieurs appareils organiques profonds, du vagin, par exemple, et du rectum, comme nous chercherons à le démontrer plus bas.

La substance de l'agaric est difficilement altérable; elle ne subit dans l'eau pure aucun changement appréciable, qu'elle soit froide ou bouillante, ce qui permet de le nettoyer et de l'employer pendant un temps assez long, sans le changer.

La récolte de ce champignon se fait en août, au plus tard en septembre, par un temps sec, afin que son tissu contienne le moins d'humidité possible. La préparation que je lui fais subir n'a d'autre but que de lui conserver son homogénéité et ses propriétés naturelles, de lui donner du moëlleux, de le rendre propre à recevoir toutes les substances médicamenteuses, enfin de le préserver des insectes qui l'attaquent et en sont très-friands. (Voir le N° de l'*Union Médicale* du 7 février 1854).

PESSAIRES.

Les pessaires, comme tout le monde le sait, sont des instruments destinés à être placés dans le vagin et à fournir à la matrice un point d'appui. On les a quelquefois employés, mais rarement avec succès, pour remédier à des hernies se faisant à travers les parois du vagin. Les pessaires sont en ivoire, en buis, en métal, en caoutchouc, en tissus recouverts d'huile siccative de lin (dits pessaires en gomme). Leurs espèces et leurs formes sont infinies et il serait presque impossible d'énumérer seulement les modèles qui en ont été proposés, comme aussi les substances que l'on a employées dans leur construction. Je ne veux ici que mentionner un certain nombre de pessaires que j'ai modifiés sous divers rapports et auxquels j'ai fait subir des changements qui m'ont paru assez importants.

A. Pessaires Médicamenteux.

L'instrument que je désigne sous ce nom n'est autre chose qu'un pessaire ordinaire recouvert d'une lame d'agaric, ou même entièrement composé de cette substance, et duquel on enduit la surface d'une préparation médicamenteuse.

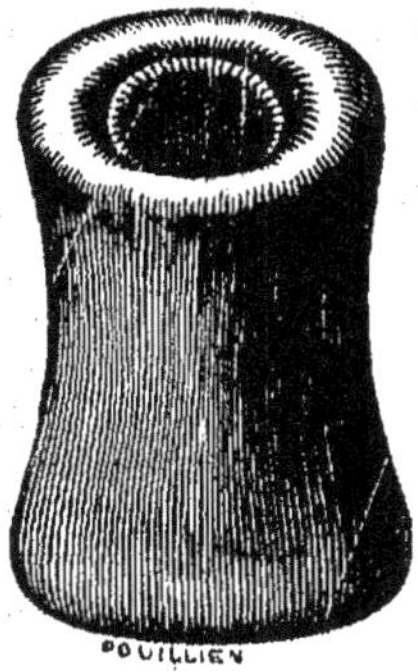

Fig. 11.

Si la préparation est liquide, il suffit d'y tremper un instant le pessaire, dont la couche superficielle s'imbibe en peu de temps; si au contraire elle est grasse, il suffit d'en recouvrir la surface. Si, dans un cas particulier ou dans une circonstance donnée, on avait l'intention de porter sur un point du vagin ou sur le col de l'utérus une substance réduite en poudre, de l'acétate de plomb, par exemple, de l'alun calciné ou quelque autre cathérétique, on mouillera légèrement le point du pessaire correspondant à la lésion, et on y répandra ensuite la poudre médicamenteuse.

L'introduction du pessaire en bolet ne présente pas la moindre difficulté ; mais on ne peut songer à l'employer sec, et d'autre part, on ne peut songer à le graisser avec du cérat ou de l'huile qui formeraient couche, l'empêcheraient d'absorber l'humidité, de pouvoir être nettoyé, etc. Il faut préalablement l'humecter d'un mucilage assez épais de graine de lin ou de racine de guimauve, qui facilite singulièrement son passage, et peut être complètement enlevé par un lavage complet à l'eau tiède ou froide.

B. Pessaire creux et en godet.

Le pessaire en *godet* est une sorte de petit cylindre ou de cône tronqué creux de diamètre variable, en buis ou en ivoire, ou en bois dur quelconque, recouvert d'une lame de bolet. Le canal central est destiné à faciliter l'écoulement des liquides purulents ou des mucosités

Fig. 12,

qui s'échappent du col de l'utérus, ou à laisser parvenir jusqu'à la partie malade le liquide des injections (fig. 12).

Il doit être placé dans le vagin de tel manière que le col utérin, s'il est possible, repose sur le cylindre placé verticalement et que l'orifice de l'organe corresponde au canal dont il est creusé.

Les pessaires creux (fig. 13 et 14), du volume d'un abricot ou

Fig. 13. *Fig.* 14.

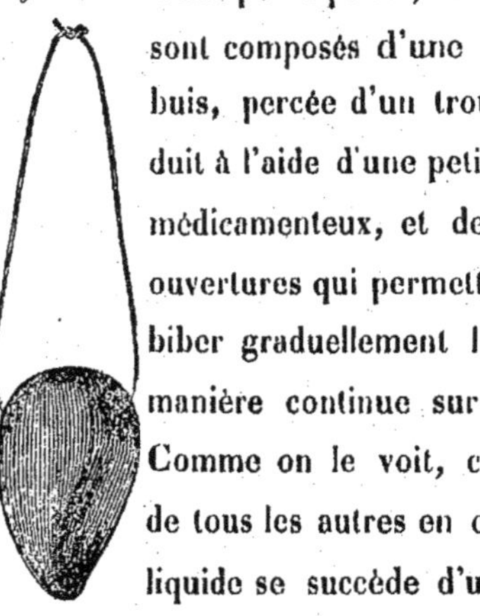

d'une petite pêche, de forme ronde ou ovoïde, sont composés d'une petite coque vide, en buis, percée d'un trou par lequel on introduit à l'aide d'une petite seringue, un liquide médicamenteux, et de plusieurs très-petites ouvertures qui permettent à ce liquide d'imbiber graduellement l'agaric et d'agir d'une manière continue sur les parois du vagin. Comme on le voit, ces pessaires diffèrent de tous les autres en ce que l'écoulement du liquide se succède d'une manière non interrompue et s'effectue de dedans en dehors.

(Je renvoie pour les avantages et les usages de ces appareils à la *Gazette des Hôpitaux* du 13 mai 1854, et à l'*Abeille Médicale* du 5 juin de la même année.)

C. Pessaires antéversifs et rétroversifs.

J'ai construit ces pessaires d'après les indications de MM. les docteurs Récamier, A. Robert, chirurgien de l'hôpital Beaujon, et Armand Rémondet.

Ils sont formés entièrement d'une lame de bolet roulée sur elle-même, de forme et de dimensions variables, soudée et parfaitement arrêtée au moyen de caoutchouc dissous, de manière à former un corps solide (*fig.* 15, 16 *et* 17).

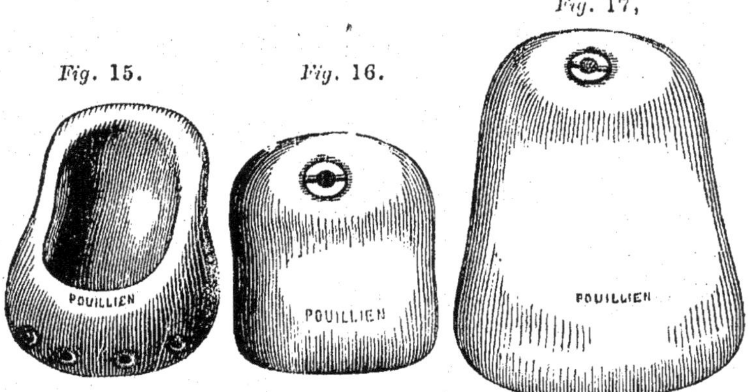

Fig. 15. *Fig.* 16. *Fig.* 17.

La facilité avec laquelle se laisse tailler le bolet permet de les confectionner presque extemporanément, et suivant le but que l'on se propose de remplir.

Pour les placer, on les prépare et on les recouvre de mucilage comme je l'ai dit plus haut ; un petit cordon, préalablement fixé à la partie inférieure, sert à les retirer toutes les fois qu'on le juge convenable, soit pour examiner la malade, soit pour les nettoyer.

La petite ouverture que présentent à leur sommet les pesssaires des figures 16 et 17, est destinée à les fixer, si le chirurgien le juge convenable, à une tige recourbée, fixée elle-même à la ceinture hypogastrique décrite plus haut, au moyen d'une coulisse métallique.

La forme de ces appareils se rapproche de celle d'un bec de flûte ou de flageolet et se prête admirablement aux usages que l'on se propose de remplir.

D. Pessaire polyscope.

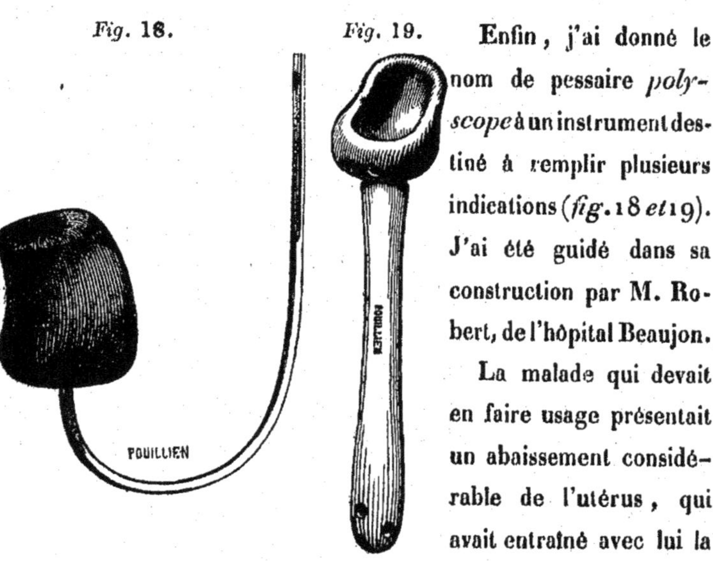

Fig. 18. *Fig.* 19.

Enfin, j'ai donné le nom de pessaire *polyscope* à un instrument destiné à remplir plusieurs indications (*fig.* 18 *et* 19). J'ai été guidé dans sa construction par M. Robert, de l'hôpital Beaujon.

La malade qui devait en faire usage présentait un abaissement considérable de l'utérus, qui avait entraîné avec lui la paroi postérieure de la vessie, ainsi que les portions antérieures et inférieures du rectum.

L'extrémité postérieure de l'instrument est munie d'une ouverture que l'on met en rapport avec le museau de tanche, et qui communique avec des trous situés à la partie antérieure, autour d'un pas de vis destiné à recevoir la tige qui lui sert de support, et qui prend la courbure que le chirurgien juge à propos de lui imprimer. Cette tige, par son extrémité libre, se fixe à la coulisse métallique adaptée à la face antérieure de la ceinture à pessaire dont j'ai déjà eu plusieurs fois occasion de parler.

Le pessaire polyscope est à peu près rond. La portion en rapport avec la vessie est légèrement convexe ; celle qui correspond à la face antérieure du rectum est au contraire légèrement concave. L'instrument en lui-même est d'un aspect assez disgracieux, et, au premier abord, il paraît assez difficile d'en deviner l'emploi ; cependant il satisfait très-bien aux indications qu'il s'agit de remplir, et le nom de l'habile chirurgien qui en a eu la première idée est une suffisante recommandation pour que je me dispense d'y insister davantage.

E. Pessaire anal.

Les malades sont en général réfractaires aux opérations ; toutes les fois qu'il s'agit d'avoir recours au bistouri, on rencontre une répugnance fort grande. Aussi un médecin distingué de Paris, le docteur Courtillier, a-t-il cherché un moyen de guérison sans opération sanglante dans le cas de tumeurs hémorrhoïdales, même lorsqu'elles sont assez considérables pour entraîner avec elles une portion de la muqueuse de l'intestin. C'est par la compression qu'il est arrivé à ce résultat.

Déjà, plusieurs fois, on avait essayé, sans grand succès, la compression dans le traitement de ces affections et l'on avait dû y renoncer, tant il est difficile d'exercer dans cet endroit une compression suffisante, sans gêne et sans douleurs pour le malade. L'appareil que j'ai exécuté pour le docteur Courtillier, et dont il se sert depuis longtemps, non seulement agit dans les cas de tumeurs hémorrhoïdales comme compresseur, mais maintient aussi très-bien les chûtes du rectum et en amène la guérison. Il réussit très-bien, surtout chez les enfants.

Il consiste en un renflement ovoïde long de 6 centimètres pour les adultes, diminuant progressivement suivant l'âge, large de 3 centimètres dans son plus grand diamètre, supporté par une tige dont la longueur moyenne est de 40 centimètres, de 4 millimètres de diamètre, le tout en caoutchouc vulcanisé et creux ; sur le renflement ovoïde une valvule externe ; au bout du tube un petit robinet, une tige en baleine de 20 à 25 centimètres, un réservoir à air.

Fig. 20.

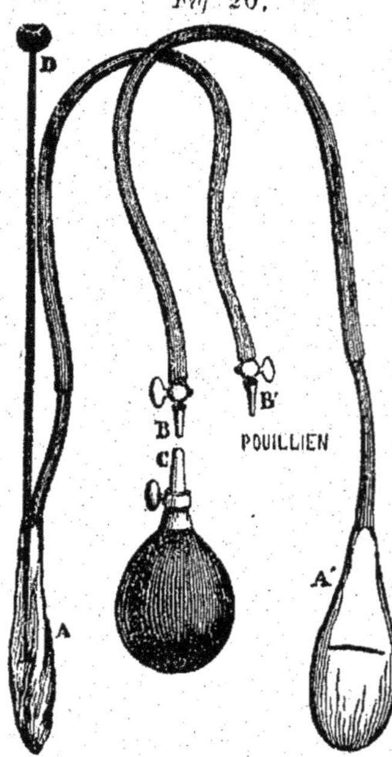

Lorsque la tumeur hémorrhoïdale est sortie, ou lorsque le rectum est tombé, on graisse avec de l'huile d'olives la partie renflée de l'instrument qui est vide d'air ; la tige en baleine introduite dans la valvule pousse l'appareil sur la tumeur, remplit l'office du doigt et la force à rentrer ; mais une fois la tumeur ou le rectum rentrés, on retire la tige en baleine et l'appareil est en place. Il ne s'agit plus que de gonfler l'ovoïde à l'aide du réservoir à air, et la compression se trouve parfaitement établie. Lorsque la sensibilité du malade le permet, on imbibe l'appareil d'un liquide astringent qui s'ajoute comme effet curatif à la compression.

J'ai ajouté à cet appareil une enveloppe de bolet qui, par sa nature spongieuse, facilite beaucoup l'emploi des médicaments (Voir la *Gazette des hôpitaux* du 24 juin 1854).

Là devait se terminer ce que j'avais à dire de l'application du bolet de chêne ou agaric à la fabrication des nombreux appareils que je viens de passer en revue. Il serait trop long de rapporter les divers articles des journaux scientifiques qui ont trait aux modifications que j'ai introduites dans la fabrication des pessaires et dans l'usage du bolet comme élément de leur construction, articles que j'ai d'ailleurs indiqués chemin faisant.

Qu'il me soit permis seulement de rappeler le savant mémoire de M. le docteur Léveillé, sur l'amadou, lu à la société de médecine de Paris, dans sa séance du 3 mars (Voy. *Rev. méd.* 30 avril, p. 498), et publié dans la *Revue médicale* du 15 août 1854, page 157, et de citer l'article suivant inséré dans l'*Union médicale* du 7 février de la même année.

DE L'EMPLOI DU BOLET AMADOUVIER DANS LE TRAITEMENT DES MALADIES DE LA MATRICE ET DU VAGIN.

« Le bolet amadouvier (*Boletus igniarius*. Lin.) connu dans les » pharmacies sous le nom d'*agaric de chêne*, a été recommandé » autrefois comme moyen hémostatique; mais sa réputation ne s'est » pas soutenue. Il était même à peu près sans usage, lorsqu'il y a » quelques années, un de nos plus recommandables chirurgiens le fit » entrer dans ses appareils pour le pansement à l'eau, et en obtint les » résultats les plus satisfaisants. Cet éminent confrère conçut alors la » pensée de faire recouvrir les pessaires avec cette substance, et les » essais qu'il a faits à ce sujet ont été couronnés d'un plein succès.

» Grâce au moelleux, au velouté, si l'on peut ainsi dire, du bolet, à » la facilité avec laquelle il prend toutes les formes qu'on veut lui donner, » M. Pouillien, habile fabricant d'appareils de chirurgie, est parvenu à » confectionner des pessaires, auxquels il donne le nom de *supports*,

» dont l'emploi rend tous les jours des services incontestables dans le » traitement des maladies de la matrice et du vagin.

» Quand le bolet est convenablement préparé, on peut, avec la plus » grande facilité, tailler dans sa substance des instruments de la forme » et du volume appropriés à leur destination. On obtient ainsi des sup- » ports solides et légers, qui se moulent si exactement sur les parties, » qu'on a pas à craindre leur déplacement.

» Mais pour qu'on puisse tirer de ces instruments tout le parti pos- » sible dans la thérapeutique, il importe de leur donner un axe creux » en buis ou en ivoire. Leur entretien est alors plus facile; ils permet- » tent, sans qu'on ait besoin de les déplacer, quelques soins de propreté » indispensables; on peut recouvrir leur surface, en entier ou en partie, » de substances médicamenteuses que l'on met ainsi en contact avec » les surfaces malades sur lesquelles on veut agir. Si cet axe creux » a la forme d'une coque terminée à un bout par une petite ouver- » ture, et percée à sa surface de quelques trous, on peut y injecter, » avec une petite seringue, la substance médicamenteuse, liquide » ou demi-liquide. Ensuite, on introduit le pessaire dans le vagin, en » ayant soin de porter en haut l'extrémité par laquelle on a rempli » la cavité intérieure. Lorsque l'instrument est en place, le liquide » s'écoule lentement et imbibe le bolet. Par ce moyen, l'action du » médicament se maintient pendant plusieurs heures d'une manière » égale, nous insistons particulièrement sur ce mode de construction, » dont nous n'avions pas encore d'exemple ; il est appelé à jouer un » très-grand rôle dans la thérapeutique des maladies des femmes. Il » remplace les injections, qui n'ont comme tout le monde le sait, » qu'une action momentanée.

» L'introduction des pessaires confectionnés avec le bolet préparé, » n'offre aucune difficulté. Il suffit de les recouvrir, avec le doigt, » d'une couche de mucilage, ou de les tremper dans une décoction » de racine de guimauve ou de graine de lin. Pour les entretenir tou- » jours dans un état de propreté convenable, on les met, pendant » quelques minutes, dans l'eau tiède, puis on les presse comme une » éponge. Il est bon cependant d'en avoir deux à sa disposition. Si, » pour s'en servir, on les recouvre avec une matière grasse, ils sont » beaucoup plus difficiles à nettoyer, parce qu'ils ne s'imbibent plus » d'eau ; il faut alors les remplacer plus souvent. Pourtant on parvient » encore à en prolonger l'usage en les faisant bouillir dans de l'eau » et en les pressant promptement. »

F. Localisation des gargarismes par le bolet.

Depuis quelque temps, le docteur Anselmier emploie avec succès le bolet que je prépare, à la localisation des gargarismes à telle ou telle région de la bouche. Voici textuellement la note qu'il vient de publier à cet égard :

« Chaque jour le bolet tend à prendre une place plus importante » parmi les substances utiles à la chirurgie ; les pessaires Pouillien, » des appareils nombreux et variés, des pansements ingénieux dont » notre honorable confrère Léveillé a déjà entretenu la Société de » Médecine ont été faits avec ces précieux champignons ; tour-à-tour » la finesse et la souplesse de son tissu, sa légèreté, sa cohésion, la » propriété qu'il possède à un haut degré d'absorber les liquides ou de » les conserver, l'ont désigné pour remplir d'importantes indications.

» L'emploi que j'en ai fait pour fixer les gargarismes sur les gen-» cives si souvent endommagées par les inventions de la prothèse den-» taire ou la malpropreté des dents, m'a donné de très-bons résultats.

» Voici comment je m'en sers :

» Je découpe un morceau de bolet de telle ou telle forme, suivant » que je veux agir sur la face externe ou interne des gencives, et, » après l'avoir plongé dans un gargarisme variable suivant l'indication, » je le mets en place. Le liquide médicamenteux se trouve alors en » contact direct avec les parties malades, qui y sont comme plongées » à l'abri de la salive. L'action prolongée de ces bains de gencives est » fort efficace, surtout quand les gengivites se compliquent de fluxions » ou de parotidites.

» Par ce moyen, on évite les collutoires énergiques dont il est » impossible de restreindre l'action aux gencives et dont quelques-» uns ont la plus fâcheuse influence sur les dents aussitôt qu'il les » touchent.

» Ce mode d'application est facile, exact et bien moins fatigant » pour les malades que le flot de liquide, dont je ne me sers que pour » agir en même temps sur toute la muqueuse bucco-pharyngienne, en » nettoyer la surface, ou porter des substances médicamenteuses sur » des parties qu'il serait peu commode ou douloureux d'atteindre » autrement. »

(*Moniteur des hôp.* page 1212, 1854.)

BANDAGES HERNIAIRES.

Cette notice ne serait pas complète si je n'y donnais une place à l'histoire des bandages herniaires et aux perfectionnements que je crois y avoir apportés.

Les hernies sont des affections qui ont été connues de toute antiquité; et de tout temps aussi les chirurgiens se sont occupés des moyens d'y remédier et de les contenir. Il en est fait mention dans le plus ancien des livres, dans la Bible, où le législateur regarde comme impurs et comme indignes d'offrir des sacrifices à Dieu ceux qui en sont affligés.

Je n'ai nullement la prétention de faire ici l'historique des hernies et des moyens contentifs dont on s'est servi dans l'antiquité. Qu'il me suffise de dire que depuis Hippocrate et ses successeurs qui connaissaient les hernies de l'aine et des bourses, il n'est pas un chirurgien qui ait cru pouvoir passer sous silence cette si fréquente infirmité. Nous renvoyons pour les détails aux savantes leçons du professeur Malgaigne publiées cette année dans l'*Union médicale*. Nous ne voulons que dire un mot des bandages et des modifications qu'ils ont subies entre les mains des chirurgiens modernes.

Avant l'invention des bandages à ressort, les malades faisaient simplement usage d'une ceinture fixée autour des reins à laquelle était attachée par devant une longue pièce d'étoffe qui, passant sur la tumeur, puis sous la cuisse, remontait le long de la région lombaire pour se fixer de nouveau à la ceinture par derrière. A ces bandages on substitua plus tard des caleçons de peau qui, s'ils soutenaient mieux la tumeur, présentaient aussi beaucoup d'inconvénients.

Le bandage dit *spica de l'aîne,* plus méthodique et plus avantageux, ne pouvait véritablement servir que pour maintenir des hernies crurales et irréductibles.

Les bandages modernes diffèrent des anciens sous beaucoup de rapports; bien faits, ils peuvent remédier à presque tous les accidents possibles et s'ils restent inutiles, c'est seulement lorsque les intestins, par un long séjour hors de la cavité abdominale, semblent y avoir perdu droit de domicile.

Ce n'est que lorsque leur construction est imparfaite que leur emploi ne suffit pas pour empêcher les accidents; ceux-ci sont du reste, nous devons le dire, excessifs chez les habitants des campagnes et tous les jours j'ai occasion d'en voir des exemples déplorables, qu'il eût été facile de prévenir avec la moindre habitude de ces sortes d'opérations. Les malades, il faut en convenir, sont le plus souvent les plus coupables en cette circonstance, et c'est à leur négligence ou à leur désir de recourir au bon marché qu'il faut imputer presque tous les malheurs qui leur arrivent.

J'insiste surtout sur le danger qu'il y a de vouloir faire des économies quand il s'agit d'acheter un bandage; ou il est mal fait, s'adapte mal aux cas particuliers que présentent les malades, ou il n'est pas solide, se brise au moindre effort, et la tumeur, cessant d'être maintenue, peut s'étrangler et les conséquences les plus terribles peuvent en résulter. Pour toute hernie, même la plus simple, il faut, je le répète, qu'un homme de l'art soit consulté, et un bandage n'aura jamais coûté trop cher qui remplira parfaitement le but que se sera proposé le chirurgien.

Pour bien confectionner un bandage, il faut avoir une connaissance exacte de la configuration du bassin afin qu'il s'adapte de lui-même, autrement il n'est plus qu'une ceinture métallique gênante, plus nuisible qu'utile, il ne maintient la hernie qu'imparfaitement et entretient une sécurité passive envers des accidents inévitables. Il serait peut-être préférable, dans quelques circonstances, d'abandonner la hernie à elle-même, on ne redouterait plus, du moins, les suites d'un instrument mal fait, dont la pression douloureuse détermine l'inflammation du sac herniaire et de l'intestin, d'où résulte une adhérence qui s'oppose plus tard à une réduction parfaite, et rend constamment l'opération longue, douloureuse et surtout plus difficile quand on est obligé d'y avoir recours.

Un bandage bien fait et remplissant les conditions voulues doit comprimer plus ou moins l'abdomen dans une direction parallèle à l'ouverture herniaire; sa pelote doit avoir des dimensions plus grandes, en tout sens, que celle-ci, et incliner vers l'horison en raison du relief que présente le ventre. En prenant ces points pour guides, on est sûr qu'elle ne blessera jamais et qu'elle ne comprimera que la partie sur laquelle la compression est nécessaire.

La substance dont on se sert pour faire le coussin ou pelote n'est pas indifférente; on emploie ordinairement la laine; mais on lui reproche de ne pas conserver son élasticité, de se feutrer d'une manière inégale, d'où résulte, après un laps de temps assez court, la nécessité de la renouveler.

Les pelotes à air, en raison de leur élasticité parfaite, et de leur homogénéité, semblaient, il y a quelques années, réunir les conditions les plus avantageuses. L'expérience a malheureusement démontré que, dans les appareils les mieux confectionnés, l'air finit toujours par s'échapper en partie, quelquefois même il leur arrive de se vider complètement au moment où l'on s'y attend le moins.

Des études longues et sérieuses m'ont conduit à préférer définitivement celles qui sont fabriquées avec le bolet. Préparée convenablement, cette substance conserve toujours la même douceur, la même souplesse. Il n'est pas une seule des personnes qui ont fait usage de mes nouvelles pelotes qui n'en ait été satisfaite et qui ne les préfère à toutes celles qui ont été proposées jusqu'à ce jour, aux pelotes à air principalement qui laissent toujours quelque crainte au malade.

La force des ressorts doit varier suivant l'âge, le sexe, la force, les occupations habituelles du sujet, et l'état de la tumeur.

Sous ce rapport on les distingue en faibles, forts et très-forts. Je voudrais pouvoir entrer dans quelques détails sur leur mode de fabrication, leur trempe et leurs différentes formes, mais ce sujet pour le moment m'entraînerait trop loin, j'y reviendrai dans une autre circonstance; je me contenterai de dire qu'ils ne doivent jamais être trop serrés, car alors ils perdent peu à peu et assez promptement leur plus grand avantage, la force élastique, qui tend à rapprocher la pelote de la partie sur laquelle elle repose et permet à l'appareil d'exercer une pression toujours égale, en le maintenant en place, malgré les mouvements à chaque instant renouvelés des muscles des parois abdominales.

Si l'élasticité était trop faible, on verrait à chaque instant la hernie se reproduire; si elle était trop forte, la compression exercée par la pelote sur la branche horizontale du pubis amènerait nécessairement l'inflammation de la peau ; il faut éviter soigneusement cet inconvénient parce que le malade se trouverait dans la nécessité de suspendre l'usage de son bandage.

Un bandage ne consiste donc véritablement qu'en un ressort et une pelote ; l'un et l'autre doivent être confectionnés avec le plus grand soin. La pelote représente la main et le ressort les muscles qui la font mouvoir. Ces deux puissances agissent simultanément et leur action se concentre vers le même point.

Qu'il me soit permis, avant de terminer ce qui a trait aux bandages herniaires, d'appeler l'attention sur deux appareils de cette espèce auxquels j'ai fait subir d'importantes modifications et d'en donner ici la description et le dessin.

A. Bandage herniaire modifié suivant les indications de M. le docteur Lucien Boyer.

Je crois ne pouvoir mieux faire comprendre les avantages de cette nouvelle espèce de bandage qu'en reproduisant textuellement la lettre que j'ai adressée à la Société de chirurgie, dans sa séance du 13 décembre 1854 en lui soumettant cet appareil.

« J'ai l'honneur de soumettre à la Société de chirurgie un bandage » pour hernie crurale que j'ai fait d'après les indications de M. Lucien » Boyer. Ce bandage est généralement peu connu et me paraît cependant offrir des avantages positifs sur tous ceux que l'on emploie » d'ordinaire.

» Ce bandage est construit sur les données suivantes très-judicieu- » sement formulées par son auteur : 1° lui donner pour point d'appui

» toute la ceinture osseuse du bassin ; 2° le placer à l'abri de toute » influence de la part des agents musculaires et de la flexion de la cuisse; » 3° éviter toute obliquité capable de favoriser son glissement.

» D'une pelote postérieure appliquée sur le sacrum, se détachent » deux ressorts exactement moulés sur la circonférence du bassin, et » passant horizontalement entre la saillie formée par le grand tro- » chanter et la crête de l'os des îles. Les deux ressorts sont réunis » antérieurement au moyen d'une ou de deux courroies d'attache qui » complètent une ceinture horizontale placée à l'abri de l'action de » tous les mouvements du membre et du tronc lui-même. De l'un de » ces ressorts se détache, à angle droit, le collet de la pelote dirigée » verticalement en bas.

» L'élasticité qui fournit à celle-ci la force nécessaire à la compres- » sion de la hernie, réside : 1° dans la flexion sur son plat de la portion » horizontale qui supporte la pelote; 2° dans une certaine torsion im- » primée à la branche de ceinture près de l'angle de jonction de ces » deux parties. C'est cette condition qui est particulièrement délicate » dans la fabrication de l'appareil, et efficace dans son application.

» La pelote agit de bas en haut et d'avant en arrière sur l'orifice » de l'anneau et se trouve placée à la partie supérieure du triangle » crural, entre les muscles adducteurs et le droit antérieur de la » cuisse, dont elle évite l'action en même temps qu'elle se trouve à » l'abri du soulèvement produit par la flexion du membre. Il en » résulte que le sous-cuisse, souvent si gênant pour les malades, est » complètement inutile.

» Dans le cas de double hernie, l'appareil peut se terminer par » deux pelotes.

» Ce bandage tout en n'offrant qu'un très-petit volume, maintient » la hernie parfaitement réduite dans toutes les positions et me paraît » le plus efficace et le moins gênant.

» Je l'ai employé six fois avec un succès complet chez des malades » qui en avaient inutilement essayé un grand nombre d'autres. »

Fig. 21.

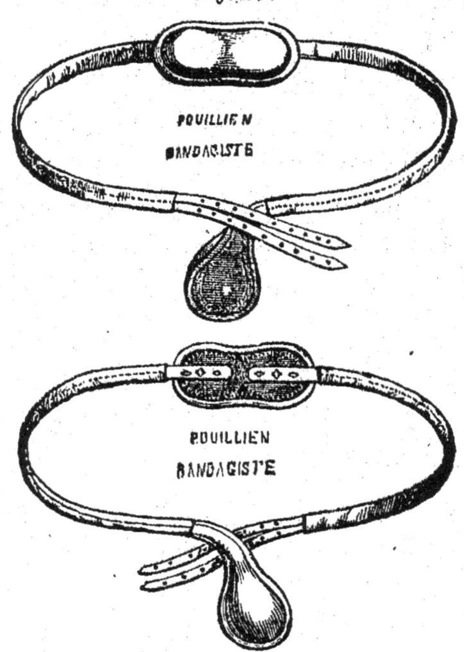

B. Bandage herniaire inguinal à double brisure.

Voici la lettre que nous avons adressée à la Société de Chirurgie, le 31 octobre 1854, en lui soumettant ce nouveau bandage.

« Telle est encore l'insuffisance de nos bandages herniaires dans » certains cas difficiles que nous voyons parfois des malades se pro- » poser à nous comme des problèmes insolubles et défier notre per-

» sévérance et nos appareils. C'est pour des hernies de ce genre que » nous nous sommes servi du bandage que nous avons l'honneur de vous » soumettre : il nous a si bien réussi dans le courant de l'année pour » deux malades dont l'obésité, l'âge, l'énorme volume de la hernie » et un catarrhe pulmonaire habituel étaient autant de complications » graves, que nous nous empressons de vous le faire connaître.

» Contournant le côté du bassin opposé à la hernie, le ressort pré» sente en avant une charnière munie d'une vis à refoulement de » manière à en augmenter plus ou moins la tension à volonté. Une » pelote de grande dimension est fixée à la partie libre du ressort par » une espèce de noix qui permet de la fixer dans diverses positions; » de sorte qu'en combinant ces deux mouvements selon le plan suivant » lequel la hernie cherche à s'échapper, on la maintient avec la plus » grande précision.

» Un point sur lequel nous appelons aussi votre attention est cette » pelote légère et résistante en bois de tilleul que nous avons adaptée. » Elle n'est point sujette à se déformer sous les pressions qu'elle sup» porte; son entretien est commode et son contact sur la peau moins » désagréable que tout ce dont on fait généralement usage. »

Fig. 22.

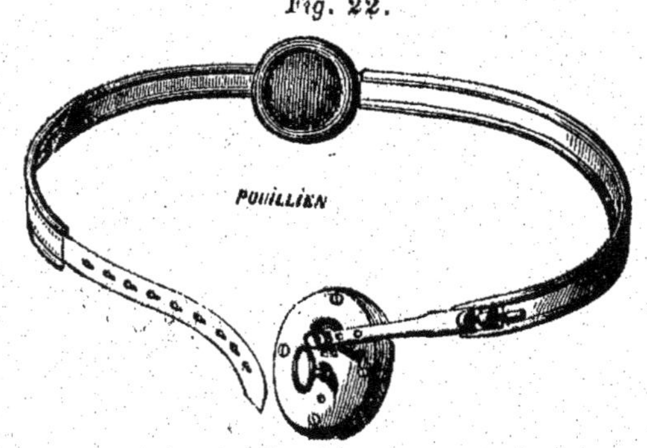

BANDAGES A BUBON

ET APPAREIL POUR LES SONDES A DEMEURE DANS LA VESSIE.

J'ai fabriqué récemment pour M. le docteur Anselmier deux appareils que cet habile praticien a présentés à l'Académie de médecine ; ces deux appareils, destinés à remplir des indications différentes, se trouvent parfaitement décrits dans la note qu'il a adressée à la savante compagnie et que je reproduis en entier. (Voir le *Moniteur des hôpitaux* du 31 octobre 1854).

Note sur le bandage à bubon et sur un nouvel appareil pour les sondes à demeure dans la vessie, du docteur Anselmier.

« 1° *Bandage.* — J'ai l'honneur de présenter à l'Académie un » bandage applicable à tous les pansements dans les régions inguinale » et crurale ; cet appareil offre de si grands avantages dans le traite- » ment des bubons sur les autres agents de contention et de compres- » sion qu'il est un élément nouveau et bien précieux à la thérapeu- » tique de ces tumeurs.

» Par sa forme, ce bandage rappelle le bandage herniaire, par » les indications qu'il remplit, le spica de l'aîne.

Fig. 23.

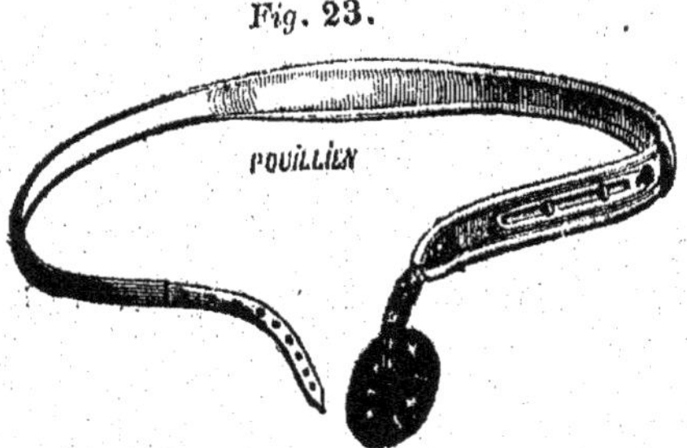

» Il se compose d'un disque » métallique ellipsoïde ; mo- » bile sur son axe et suscep- » tible d'être fixé à une hau- » teur variable suivant le » point qu'on veut atteindre, » sur un ressort placé dans la

» direction du pli de l'aîne. Ce ressort se continue en ceinture autour » du bassin, horizontalement entre la saillie du grand trochanter et » la crête iliaque. Un coulisseau, en dehors d'une partie amincie du » ressort, permet d'en mesurer la force, de l'augmenter ou de la » diminuer à volonté. Le disque agit d'avant en arrière, à l'abri de » tous les muscles moteurs de la cuisse et de tous les mouvements » du membre ou du tronc.

» Avec ce bandage, on maintient avec précision les pansements sur » les bubons suppurés, graduant la marche du coulisseau suivant la » pression qu'on veut obtenir.

» Employé comme agent de compression dans les adénites, il est » si commode pour les malades et remplit si parfaitement l'indication, » qu'il est appelé à remplacer toujours le spica.

» Le spica, en effet, ne peut agir qu'autant que l'articulation » coxo-fémorale reste immobile, tout mouvement changeant le rap- » port des deux points entre lesquels se fait la traction. Notre appareil, » au contraire, agit de la même manière, quelle que soit la position du » malade, ne nécessite pas le séjour au lit, ne prenant, lui, son point » d'appui que sur le bassin et consistant essentiellement dans la tension » d'un ressort. Comme on le voit, ses avantages sont grands et » légitiment les excellents résultats que j'en ai obtenus.

» 2° *Nouvel appareil pour les sondes à demeure dans la* » *vessie*. — Parmi les inconvénients que les sondes ou bougies à » demeure entraînent toujours avec elles, les uns sont inséparables » de cette pratique même ou de la substance de nos appareils, les » autres proviennent de leur disposition. Ces derniers, les plus faciles » de tous à faire disparaître, tiennent à ce que nous n'avons pas

» de sondes exclusivement destinées à remplir cette indication spé-
» ciale, et que les moyens qu'on emploie pour la faire remplir à une
» sonde quelconque laissent toujours beaucoup à désirer et sont fort
» incomplets. Ainsi, le petit bouchon de liége n'empêche que rare-
» ment la sortie d'une petite partie de l'urine : celle-ci mouille les
» draps et le malade et entretient autour de lui une atmosphère
» d'humidité et de puanteur ; on ne touche au bouchon qu'avec dégoût,
» car il n'est point aisé de l'ôter ou de le remettre sans se salir les
» doigts ; d'ailleurs on ne peut le faire sans découvrir presque entière-
» ment le malade, ce qui n'est pas sans danger, dans certaines cir-
» constances surtout.

» J'ai si bien réussi à faire disparaître ces inconvénients par un petit
» appareil à robinet, dans des cas où ils avaient l'influence la plus
» fâcheuse, que je crois utile d'en donner la description :

Fig. 24.

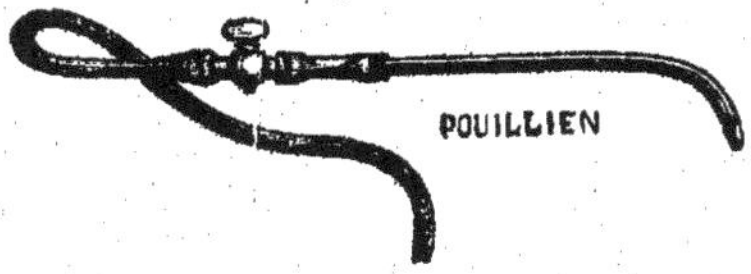

» On adapte sur le pavillon de la
» sonde ou de la bougie un petit
» tuyau en caoutchouc assez long
» pour pouvoir conduire l'urine
» dans un vase placé près du lit ; un robinet à portée de la main du
» malade permet d'en régler le cours à volonté.

» Cet appareil est si simple et si commode qu'il est très-goûté par
» les malades. »

DES SONDES ET BOUGIES.

J'apporte le plus grand soin dans la fabrication des sondes et des bougies pour le cathétérisme de la vessie et les rétrécissements du canal de l'urètre. J'ai lutté avec succès ici contre deux effets produits par les qualités physiques et chimiques de l'urine, et qui semblaient inséparables de la substance même que nous employons ; je veux parler du ramollissement et du gonflement des tiges en gomme quand elles sont restées un certain temps en place, soumises à une chaleur continue, au milieu de liquides alcalins ou acides. Il arrive malheureusement trop souvent que lorsque les malades veulent retirer les bougies, celles-ci sont tellement retenues par leur augmentation de volume et sont devenues si fragiles, qu'elles se rompent, et nécessitent des opérations aussi difficiles que douloureuses.

La nature spéciale de mes vernis, la charpente en soie, bien plus résistante que celles de coton ou de chanvre, donnent à mes appareils plus de souplesse, plus de cohésion.

J'ai adopté, du reste, la division par millimètre, qui est celle que préfèrent MM. les docteurs.

Fig. 25.

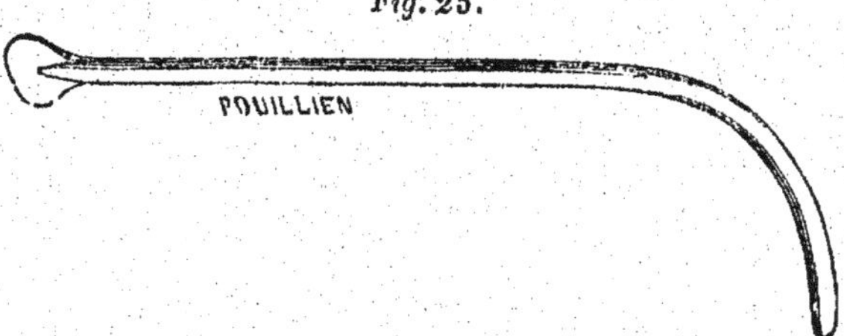

Fig. 26.

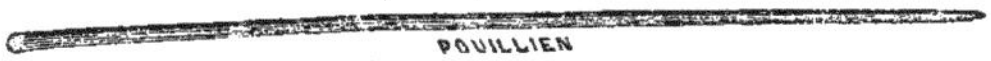

POUILLIEN

Fig. 27.

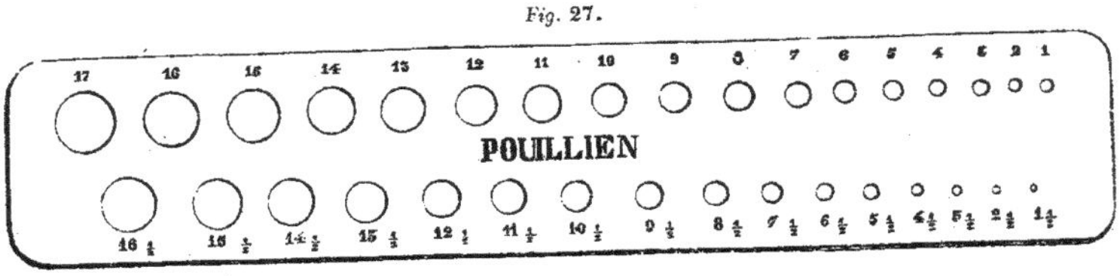

POUILLIEN

LIT MÉCANIQUE.

Dans un grand nombre de circonstances, fractures multiples, rhumatismes, escharre au sacrum, etc., les moindres mouvements arrachent des cris aux malades et les pansements se ressentent toujours de la précipitation qu'on met à les faire et de la difficulté de leur application.

L'appareil dont je donne ici le dessin est destiné à soulever les malades pour les pansements, changements de lits, etc. Je l'ai construit, il y a quelques années, d'après les indications de M. le professeur Nélaton. J'extrais des Bulletins de l'Académie une courte description qui suffira, je l'espère, pour montrer les services que peut rendre ce lit chirurgical dans toutes les circonstances mentionnées plus haut: (*Bulletin de l'Académie*, séance du 23 janvier 1855, tome 20, n° 8.)

« M. Pouillien a l'honneur de présenter à l'Académie un lit cons-
» truit d'après un mécanisme nouveau, qui permet de donner la posi-
» tion que l'on veut à un malade qui est condamné à l'immobilité.

» M. Pouillien ne s'en attribue pas l'invention, il se fait même
» un plaisir de dire qu'il en doit la première idée à M. le professeur
» Nélaton. Ce lit, que l'on peut appeler *articulé*, se compose de
» deux parties : le plan sur lequel repose le malade, et le support. Le
» plan est un parallélogramme rectangulaire que l'on peut comparer à
» celui d'un lit ordinaire qui supporte le sommier et les matelats; il
» est fait de trois parties égales, indépendantes ou articulées transver-
» salement, et que l'on meut à l'aide de cordes assujetties au support.

» Celui-ci est formé de deux montants réunis en haut par une tra-

» verse à laquelle sont fixées trois poulies, dans la gorge desquelles » passent des cordes qui permettent de donner au plan l'inclinaison que » l'on veut. Le plan pouvant être mû en totalité ou en partie, on » conçoit facilement tout l'avantage que présente ce nouvel appareil, » puisqu'on a la facilité de faire le lit en entier, de panser le malade, » dans telle partie du corps que ce soit et de pourvoir à d'autres besoins » sans le déplacer. »

Fig. 28

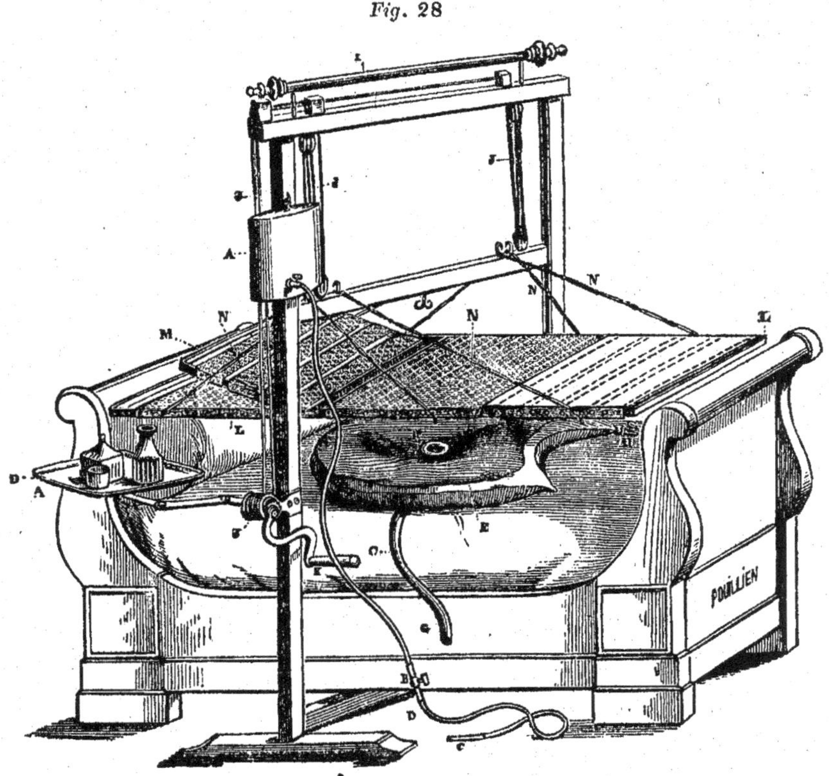

NOUVEL APPAREIL PROPRE A REDRESSER ET A PRÉVENIR LES INCURVATIONS DU RACHIS.

J'ai construit d'après les indications de M. le docteur Hervez de Chégoin un tabouret pour prévenir ou redresser les incurvations du rachis. On pourra en juger la valeur d'après la note suivante. (*Moniteur des Hôpitaux*, 6 février 1855).

« On a déjà imaginé un grand nombre d'appareils d'orthopédie » destinés à redresser les incurvations du rachis, ou à les prévenir, » quand chez les jeunes enfants la faiblesse de la constitution ou un » ramollissement pathologique les fait prévoir et craindre.

» L'action des causes purement mécaniques sur la production de » ces difformités est ici aussi incontestable que pour le bassin dont les » vices de conformation ont été pendant si longtemps attribués, à » tort, au rachitisme. Aussi, décharger la colonne vertébrale du » poids qu'elle ne peut supporter sans fléchir, est sans doute la pre- » mière et la plus importante indication à remplir.

» Un second point, qui a fixé particulièrement l'attention de M. Her- » vez de Chégoin, est d'éviter dans ces circonstances de prendre » aucun point d'appui direct sur le bassin, comme la plupart des cor- » sets que l'on conseille dans ces cas.

» MM. Nægelé, Bouvier, J. Guérin, Sédillot, etc., dans les » beaux travaux auxquels nous rendons tous les jours hommage, » ont assez démontré le rôle et le mécanisme de cette série de causes » sur le bassin surtout à un âge où la force de résistance des parties » qui le composent est si faible, pour que nous n'ayons pas besoin d'y » revenir.

» Voici en quoi consiste l'appareil de M. Hervez :

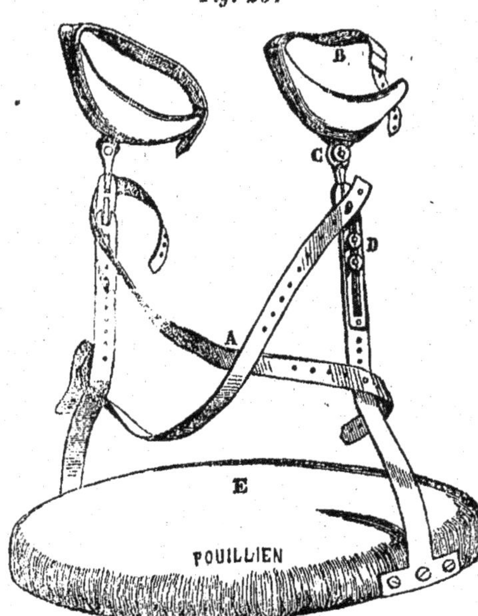

Fig. 29.

» Sur un tabouret » rembourré s'élèvent » deux tiges métalli- » ques dont on règle » la hauteur sur celle » du buste au moyen » d'une vis de pres- » sion. Ces tiges, in- » variablement fixées » sur le tabouret à leur » extrémité inférieure, » sont articulées en » haut sur des coussins » en forme de crois- » sant, qu'on place » sous les aisselles et sur lesquels on fixe l'épaule au moyen de bre- » telles. Deux courroies élastiques, entre-croisées en avant et en » arrière, achèvent de fixer l'enfant assis sur le tabouret et supporté » par les deux petites béquilles.

» J'ai déjà employé plusieurs fois cet appareil ; il remplit très-bien » les indications dont je viens de parler. Les enfants n'y sont point » gênés, point serrés, et ne doivent y rester que quelques heures tous » les jours.

» L'appareil dont nous reproduisons ici le dessin à été fait par » notre habile bandagiste, M. Pouillien.

» Dr Anselmier. »

En terminant cette notice, je suis heureux de trouver ici l'occasion de remercier publiquement MM. les médecins et chirurgiens de la bienveillance qu'ils ont toujours bien voulu me témoigner et des bons conseils dont ils m'ont honoré ; c'est surtout à eux que je dois d'avoir obtenu des résultats aussi favorables, des succès aussi complets, en les suivant, soit dans leurs services des hôpitaux, soit dans leur pratique civile.

J'ai éprouvé la plus vive satisfaction toutes les fois que je suis parvenu à remplir leurs indications auprès des malades qu'ils avaient eu l'obligeance de me confier, et je ferai toujours mon possible pour me rendre digne de la continuation de leur bon vouloir et de leur bienveillante protection.

B. POUILLIEN.

FIN.

www.ingramcontent.com/pod-product-compliance
Ingram Content Group UK Ltd.
Pitfield, Milton Keynes, MK11 3LW, UK
UKHW020346220726
13923UKWH00004B/1572

9 782019 624705